we m...
the pe...
PAIR

I LOVE YOU BECAUSE...

TOGETHER,
WE ARE
UNSTOPPABLE!

I LOVE YOU BECAUSE...

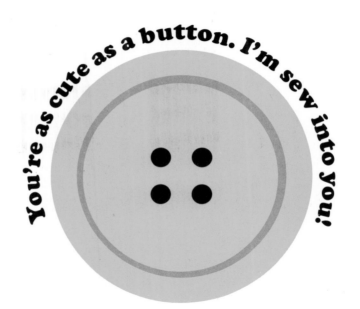

I LOVE YOU
BECAUSE...

YOU GIVE ME BUTTERFLIES

I LOVE YOU BECAUSE...

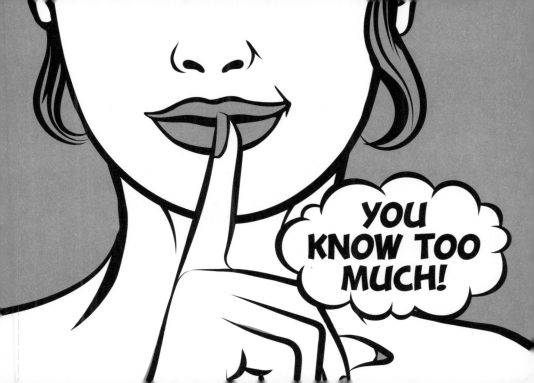

I LOVE YOU BECAUSE...

YOUR HUGS ARE THE BEST

I LOVE YOU BECAUSE...

YOU TAKE ME FOR WHO I AM

I LOVE YOU BECAUSE...

WE'RE LIKE TWO PEAS IN A POD

I LOVE YOU BECAUSE...

YOU HELP ME SEE THE WORLD DIFFERENTLY

I LOVE YOU BECAUSE...

YOU'RE MY BIGGEST CHEERLEADER

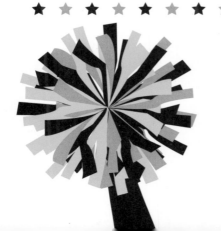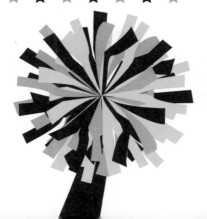

I LOVE YOU BECAUSE...

I LOVE YOU BECAUSE...

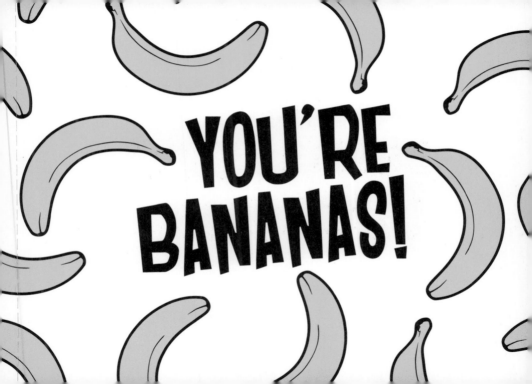

I LOVE YOU BECAUSE...

WE MAKE
THE BEST
TEAM

I LOVE YOU BECAUSE...

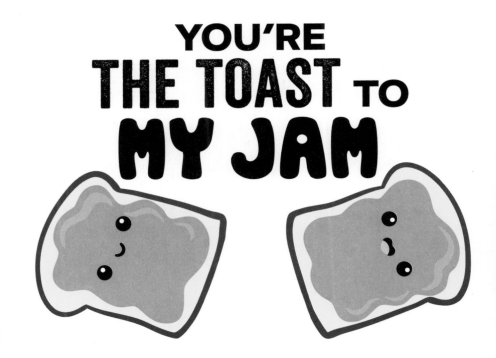

I LOVE YOU BECAUSE...

YOU LOOK GREAT IN THAT OUTFIT

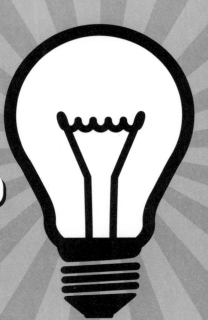

YOUR
SMILE
LIGHTS UP
MY DAY

YOU MAKE ME FEEL LIKE I CAN DO ANYTHING

I LOVE YOU BECAUSE...

HOURS SPENT WITH YOU FEEL LIKE MINUTES

I LOVE YOU BECAUSE...

YOU'RE ALL KINDS OF WONDERFUL

I LOVE YOU BECAUSE...

YOU KNOW ME SO WELL

I LOVE YOU BECAUSE...

YOU GO ALONG WITH MY SLIGHTLY CRAZY IDEAS

I LOVE YOU BECAUSE...

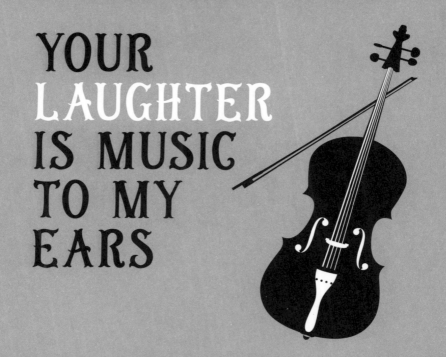

I LOVE YOU BECAUSE...

YOU'VE GOT SO MANY TALENTS

I LOVE YOU BECAUSE...

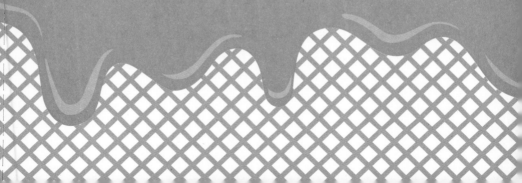

You're
sweeter
than syrup

I LOVE YOU BECAUSE...

YOU LET ME HAVE THE LAST PIECE OF EVERYTHING

I LOVE YOU BECAUSE...

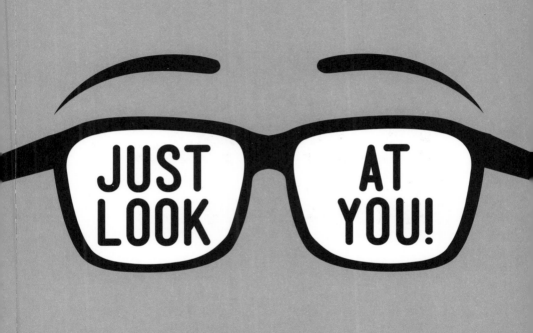

I LOVE YOU BECAUSE...

HOW COULD I NOT?

I LOVE YOU BECAUSE...